CONTRIBUTION A L'ÉTU

DES

ENDOCARDITES

INFECTIEUSES

ENDOCARDITE INFECTIEUSE APYRÉTIQUE

PAR

Jean DIMOFF

Docteur en médecine

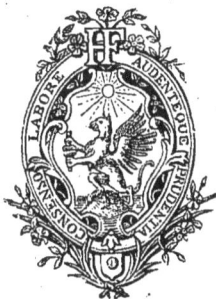

MONTPELLIER
IMPRIMERIE CENTRALE DU MIDI
(HAMELIN FRÈRES)

1892

CONTRIBUTION A L'ÉTUDE

DES

ENDOCARDITES

INFECTIEUSES

ENDOCARDITE INFECTIEUSE APYRÉTIQUE

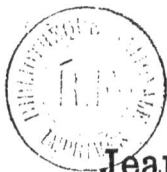

PAR

Jean DIMOFF

Docteur en médecine

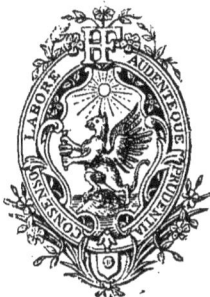

MONTPELLIER
IMPRIMERIE CENTRALE DU MIDI
(HAMELIN FRÈRES)

1892

PERSONNEL DE LA FACULTÉ

PROFESSEURS

Médecine légale et toxicologie	MM. JAUMES.
Clinique chirurgicale..........................	DUBRUEIL (✻).
Hygiène.	BERTIN-SANS.
Clinique médicale..............................	GRASSET.
Clinique chirurgicale..........................	TEDENAT.
Clinique obstétricale et gynécologie	GRYNFELTT.
Anatomie pathologique et histologie.............	KIENER (✻).
Thérapeutique et matière médicale..............	HAMELIN (✻)
Anatomie....................................	PAULET (O. ✻.✻).
Clinique médicale.............................	CARRIEU.
Clinique des maladies mentales et nerveuses.......	MAIRET.
Physique médicale.............................	IMBERT.
Botanique et histoire naturelle médicale	GRANEL.
Opérations et appareils........................	FORGUE.
Clinique ophtalmologique.......................	TRUC.
Chimie médicale et pharmacie..................	VILLE.
Physiologie..................................	N....
Id. Hédon (Ch. du c.)	
Pathologie interne...........................	N....
Id. Rauzier (Ch. du c.)	

Doyen honoraire : M. BENOIT (O. ✻ ✻).
Profess. honor. : M. DUPRE (O. ✻ C. ✻).

CHARGÉS DE COURS COMPLÉMENTAIRES

Clinique annexe des maladies des enfants.	MM. BAUMEL, agrégé.
Accouchements	GERBAUD, agrégé.
Clinique ann. des mal. syphil. et cutanées......	BROUSSE, agrégé.
Clinique annexe des maladies des vieillards.	SARDA, agrégé.
Pathologie externe....................	ESTOR, agrégé.
Histologie............................	DUCAMP, agrégé.

AGRÉGÉS EN EXERCICE :

MM. SERRE	MM. SARDA	MM. RAUZIER
BAUMEL	ESTOR	LAPEYRE
GERBAUD	HEDON	MOITESSIER
GILIS	LECERCLE	
BROUSSE	DUCAMP	

MM. H. GOT, *secrétaire.*
F.-J. BLAISE, *secrétaire honoraire.*

EXAMINATEURS DE LA THÈSE :

MM. CARRIEU, *président.*	MM. SARDA, agrégé.
HAMELIN, professeur.	RAUZIER, agrégé.

A MON PÈRE ET A MA MÈRE

Témoignage d'affection et de reconnaissance.

A MES FRÈRES ET A MES BELLES-SŒURS

A MA SŒUR ET A MON BEAU-FRÈRE

J. DIMOFF.

A M. LE PROFESSEUR AGRÉGÉ SARDA

Chargé du Cours complémentaire de clinique

des maladies des vieillards.

J. DIMOFF.

A TOUS MES MAITRES DE LA FACULTÉ

A MON AMI

LE DOCTEUR ASSEN M. PÉTROFF

A MON COUSIN DIMO FOTEFF

A TOUS MES AMIS

J. DIMOFF.

INTRODUCTION

Pendant les vacances dernières, il nous a été donné d'observer un cas singulier d'endocardite infectieuse, présentant ceci de particulier, que le malade qui en était atteint est demeuré constamment apyrétique, malgré l'existence d'un état typhoïde grave et la présence, dans le sang, des microbes constatés par des cultures. M. le professeur agrégé Sarda, chargé du service de la clinique, nous engagea à suivre le malade et à nous livrer à ce sujet à des recherches personnelles. Nous sommes fort redevable à ce Maître distingué pour les marques d'intérêt qu'il n'a jamais cessé de nous prodiguer depuis le commencement de nos études médicales ; son aide et ses excellents conseils nous ont été fort précieux dans la rédaction de ce travail ; et nous sommes heureux de pouvoir à cette occasion le remercier publiquement et le prier d'agréer l'expression de notre vive reconnaissance.

Nous reconnaissons que notre travail laisse beaucoup à désirer ; des circonstances indépendantes de notre volonté nous ont empêché de mener nos recherches à bonne fin. Un premier examen du sang du malade nous a démontré la présence de germes infectieux ; mais malheureusement pour nous, au moment où nous nous disposions à entreprendre quelques expériences sur les animaux et à étudier les effets de ces germes, nos cultures avaient vieilli, la reproduction était impossible ; un second ensemencement de sang resta stérile ; et après quelques jours le malade quittait l'hôpital dans un état d'amélioration marqué. Nous pensions abandonner ce sujet ; mais, encouragé par notre Maître, M. Sarda, nous pûmes continuer nos recherches en nous bornant à envisager ce cas d'endocardite infectieuse surtout au point de vue clinique.

Nous avons divisé notre travail en deux parties :

Nous faisons d'abord un historique résumé de l'étiologie et de la pathogénie des endocardites infectieuses en général, car c'est surtout cette partie de leur histoire qui est la plus intéressante et a été l'occasion de tant de discussions parmi les auteurs qui se sont occupés de la question. Cette étude constitue l'objet de notre premier chapitre.

Dans un second chapitre, nous étudions en particulier notre cas d'endocardite infectieuse apyrétique au point de vue clinique. Le manque d'observations de ce genre nous a forcé d'ajouter quelques considérations générales, d'avoir souvent recours à des théories non encore admises par tous les auteurs, mais qui tendent tous les jours à être acceptées.

Même dans ces limites, notre tâche reste encore des plus lourdes. Nous espérons que nos Juges voudront bien tenir compte du bon vouloir que nous avons apporté dans l'étude d'un sujet qui offre tant de difficultés et dont beaucoup de points demandent encore à être élucidés. La bienveillance de nos Juges nous sera d'autant mieux accordée en présence des difficultés que nous avons eu à surmonter dans la rédaction de ce travail, que nous écrivons en une langue, chérie sans doute, mais qui n'est pas la nôtre.

Avant d'entrer dans l'étude de notre sujet, qu'il nous soit permis d'adresser nos remerciements à M. le professeur Kiener, pour la bienveillance avec laquelle il nous a toujours reçu dans son laboratoire.

M. le professeur Carrieu nous a fait le grand honneur d'accepter la présidence de notre thèse. Nous le prions d'agréer l'expression de notre profonde gratitude.

CONTRIBUTION A L'ÉTUDE

DES

ENDOCARDITES INFECTIEUSES

ENDOCARDITE INFECTIEUSE APYRÉTIQUE

CHAPITRE PREMIER

Historique résumé de l'étiologie et de la pathogénie des endocardites infectieuses.

I

Dans ce chapitre nous voulons simplement exposer le chemin qu'a parcouru l'étude de l'étiologie et de la pathogénie des endocardites infectieuses et faire ressortir par là la révolution qui s'est produite et les progrès réalisés dans cette étude, grâce aux recherches bactériologiques. Se présentant à l'autopsie par des caractères quasi invariables et dont les données étiologiques étaient réduites le plus souvent à l'unité, l'endocardite infectieuse était regardée pendant longtemps comme une véritable entité morbide. La microbiologie devait analyser ces connaissances antérieures, montrer ce qu'il y avait de vrai et en tirer des conclusions scientifiques.

Friedreich attribue à Kreysig la découverte de l'endocardite ; « mais en comparant, dit M. Jaccoud, sans préventions ni parti pris, les travaux de Kreysig avec ceux de Bouillaud, on doit reconnaître qu'ils sont solidaires d'une œuvre commune ; mais c'est à ce dernier que revient incontestablement le mérite de la première description complète. »

Bouillaud admet deux espèces d'endocardites :

« La première de ces deux formes ou espèces constitue une affection purement et franchement inflammatoire : telle est l'endocardite qui éclate sous l'influence des grandes vicissitudes atmosphériques, soit qu'elle se développe seule, ce qui est rare, soit qu'elle se manifeste comme coïncidence ou accompagnement d'un violent rhumatisme articulaire aigu, ou d'une pleurésie, d'une pleuro-pneumonie. C'est là ce que nous pouvons appeler l'endocardite simple, l'endocardite exclusivement inflammatoire.

» La seconde forme ou espèce est celle qui se rencontre dans les maladies dites typhoïdes (putrides ou septiques). Sans doute, l'endocardite inflammatoire est, comme dans la précédente, l'élément essentiel. Mais cet élément est tellement modifié par l'élément typhoïde surajouté, qu'il convient réellement de ne pas confondre l'endocardite de cette espèce avec l'endocardite simple inflammatoire, et, pour l'en distinguer, nous lui donnerons le nom d'endocardite typhoïde, ayant bien soin de prévenir que, par cette dénomination, nous entendons uniquement distinguer une endocardite modifiée par sa coïncidence avec un état typhoïde et non une endocardite qui donne lieu par elle-même à des phénomènes typhoïdes. »

Comme on le voit, pour Bouillaud, l'inflammation de l'endocarde joue le plus grand rôle dans le développement de la maladie, l'état typhoïde n'est qu'une coïncidence ; cet auteur n'établit aucun rapprochement entre les lésions de l'endocarde qu'il a observées à l'autopsie et les phénomènes typhoïdes qui avaient attiré son attention.

Avec un travail de Senhouse Kirkes commence une phase nouvelle pour l'étude de l'endocardite ulcéreuse. Pour cet auteur, l'état typhoïde serait dû à l'intoxication du sang, analogue à celle qui se produit sous l'influence des injections dans ce liquide de substances putréfiées.

La valvule altérée se désagrège et donne naissance à deux ordres de concrétions. « Les concrétions, d'un certain volume obstruent un vaisseau d'un diamètre proportionnel au volume du corps étranger ; les concrétions, réduites à l'état de très fines granulations, se mélangent à la masse du sang et l'altèrent en produisant des accidents semblables à ceux du typhus, de la phlébite et d'autres maladies où le sang a subi de profondes modifications. » Ainsi Senhouse Kirkes a su montrer que la lésion ulcéreuse de l'endocarde est la cause et la seule explication de l'état typhoïde.

M. Charcot adopte cette théorie de Kirkes du transport mécanique des détritus valvulaires dans le sang et dans les viscères.

Virchow étudie les débris qui obstruent les capillaires au niveau des infarctus à l'aide du microscope et de réactifs énergiques ; il démontre l'identité de ces produits avec le détritus pultacé formé sur les valvules. Par ce fait, Virchow a établi de la façon la plus absolue la relation pathogénique entre l'altération cardiaque et les lésions viscérales. Quant à l'état typhoïde, lui aussi le subordonne à l'ulcération endocardiaque et à l'embolie capillaire.

Les recherches de Rokitanski, de Beckmann, de Bamberger et de Friedreich viennent confirmer la théorie de Virchow.

MM. Charcot et Vulpian se rangèrent aussi à l'opinion de Virchow : « Il est entre autres, disent-ils, un fait d'observation d'un grand poids dans la question, c'est que le syndrôme typhoïde n'est ici qu'un phénomène de seconde date ;

il est de quelques jours précédé par l'affection de l'endocarde. » Ils rapprochent les symptômes généraux sous deux
formes cliniques: 1° les cas où se sont présentés des phénomènes typhoïdes ; 2° ceux où l'on observe plutôt des phénomènes pyohémiques. Ils font remarquer également que l'endocardite ulcéreuse et l'état typhoïde se développent chez les
sujets débilités, principalement dans l'état puerpéral et la
grossesse, dans le rhumatisme articulaire aigu, chez les sujets cachectiques, et enfin quelquefois aussi d'emblée.

M. Lancereaux attribue aussi les phénomènes généraux à
l'altération du sang par la présence des matières étrangè-
res ; il est le premier qui ait constaté dans une ulcération de
l'endocarde des corps allongés résistant à l'action des réactifs.

En résumé, pour les auteurs que nous venons de citer, l'ulcération de l'endocarde serait la première en date ; de cette
ulcération se détachent des détritus septiques qui vont former
des embolies et des infarctus viscéraux. L'état général grave
est secondaire et dépend de l'intoxication de l'organisme par
ces mêmes détritus contenus dans le sang.

L'interprétation donnée aux phénomènes généraux ne fut
pas acceptée par tous les auteurs français. Pour MM. Hardy
et Béhier, vu les désordres multiples constatés dans plusieurs
organes, l'ulcération de l'endocarde ne leur paraît pas capa-
ble de produire les phénomènes généraux indiqués. Ce serait
donc simplement une endocardite développée chez un sujet
cachectique.

MM. Duguet et Hayem, dans une communication, viennent
démontrer scientifiquement que la lésion cardiaque n'est pas
la détermination locale d'une altération générale de l'organisme. Ils citent plusieurs observations où la dégénérescence
athéromateuse et calcaire des vaisseaux et des parcelles de
végétation, parties du cœur dans l'endocardite rhumatismale,

ont été l'occasion d'embolies capillaires et d'infarctus consécutifs, où ces embolies ne produisent que le ramollissement pur et simple et la nécrobiose des tissus privés de sang ; ils se demandent pourquoi dans l'endocardite il en serait autrement et pourquoi les particules détachées seraient douées de propriétés septiques capables de produire par leur mélange avec le sang des symptômes d'intoxication générale de l'organisme. Ils ont remarqué que lorsque la forme typhoïde se montre, c'est l'état général qui domine la scène, tandis que la lésion cardiaque est au second rang et attire à peine l'attention.

M. Martineau, dans sa thèse d'agrégation, où il résumait alors l'état de la science sur les endocardites, partage l'opinion de MM. Duguet et Hayem. Nous trouvons dans sa thèse la division clinique suivante des endocardites:

(Voir le tableau à la page ci-contre.)

M. Jaccoud examinant ce qu'il y avait de mauvais dans la dénomination d'endocardite ulcéreuse : « Il vaut mieux, dit-il, abandonner cette désignation, et, pour qualifier la maladie par un caractère à la fois constant et exclusif, je propose de la nommer *endocardite infectieuse*. »

A la nouvelle conception de l'endocardite ulcéreuse se rangèrent Desplats, Kelsch et presque la totalité des auteurs français.

Voici comment s'exprime à ce propos M. Lion, à l'excellente thèse de qui nous faisons de nombreux emprunts :

« Ainsi l'École française se mettait entièrement en opposition avec l'École allemande. A la notion de maladie primitivement locale devenant par la suite générale, elle opposait la notion de maladie générale d'emblée à localisation spéciale sur l'endocarde. Elle dissociait les phénomènes et distinguait : d'une part, les manifestations multiples de l'infection et en particulier les productions cardiaques ; d'autre part, les lésions mécaniques secondaires dues aux embolies.

ENDOCARDITE AIGUË

—

A. ENDOCARDITE PRIMITIVE {
Traumatique.
A frigore.

B. ENDOCARDITE SECONDAIRE {
Rhumatisme. — Chorée.
Scarlatine.
Variole.
Rougeole.
Érysipèle.
Diphtérie.
Érythème noueux.
Fièvre typhoïde.
Typhus.
Typhus récurrent.
Oreillons.
Syphilis.
Blennorrhagie.
Impaludisme.
Ostéomyélite.
Septicémie puerpérale.
Pyémis.
Tuberculose pulmonaire.
Lithiase biliaire avec angio-cholite.
Cancer de l'estomac et de l'utérus à la période d'ulcération.
Maladie de Bright.

PAR PROPAGATION {
Péricardite.
Myocardite.
Aortite.
Pneumonie.
Pleurésie.

» Ce n'est pas, du reste, la seule question sur laquelle les deux Écoles étaient en désaccord. La tuberculose, si complètement et si admirablement décrite par Laënnec, venait d'être dédoublée par les travaux de Reinhardt et de Virchow. Le plus grand nombre des cliniciens français, les Chauffard, les Pidoux, les Barth, les Béhier, les Briquet, tenaient pour l'unité de la phtisie. Des savants, tels que Villemin et Chauveau, Grancher et Thaon, démontraient victorieusement cette unité par les inoculations et l'anatomie pathologique.

» Une science nouvelle, à laquelle resteront éternellement attachés les noms de Davaine et de Pasteur, la bactériologie, allait permettre de trancher ces différents. Les défenseurs les plus fougueux de la dualité de la phtisie devaient bientôt s'incliner devant la découverte du bacille de la tuberculose par leur compatriote Koch. La véritable nature de l'endocardite allait être démontrée par les longues et patientes recherches auxquelles les auteurs allemands devaient également participer dans une large mesure. »

II

LES MICROBES DE L'ENDOCARDITE INFECTIEUSE

Rokitansky avait déjà signalé des granulations résistant à l'action des réactifs.

Virchow, en 1856, chez une femme en état puerpéral, constata dans les végétations cardiaques des granulations qui, examinées au microscope, paraissaient opaques, finement grenues, résistant à l'action des acides minéraux et des solutions alcalines concentrées.

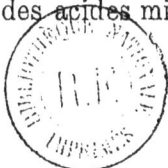

2

M. Lancereaux a eu le mérite de décrire, à côté des granu
lations, des corps allongés résistant aussi à l'action des
réactifs.

Mais c'est Winge (de Christiania, 1870) qui, le premier, a
émis l'opinion de la nature parasitaire de l'endocardite ulcéreuse. A l'autopsie d'un malade emporté à la suite d'un durillon suppuré de la plante du pied, il trouve une endocardite
et des infarctus multiples. Dans les lésions cardiaques et les
infarctus, il constate des microorganismes en forme de bâtonnets qu'il compare aux chapelets de leptotrix.

Depuis cette époque, les recherches d'un grand nombre
d'auteurs sont venues confirmer la nature parasitaire de l'endocardite infectieuse. Heiberg, dans un cas d'endocardite
puerpérale, découvrit des microorganismes qu'il rapproche de
ceux trouvés par Winge. Eberth décrit des micrococci. Klebs
distingue deux catégories de microbes dans l'endocardite :
les monadines pour les formes simples et les micrococci pour
les formes gravés. Burcart trouve des bactéries sphériques
et en bâtonnets. Viennent ensuite les travaux de Rudolph
Maier, de Birch-Hirchfeld, de Eichhorst, de Purser, de Koes-
ter, de Orth, etc. Tous ces auteurs s'accordent sur la nature
parasitaire de l'endocardite, mais la technique insuffisante
employée pour l'étude des parasites ne leur permit pas de les
bien caractériser et de démontrer leurs propriétés pathogènes. M. Grancher se demande « s'il faut mettre sur le compte
de cette technique imparfaite les divergences que l'on rencontre dans les descriptions des auteurs. Toutes les variétés
des champignons microscopiques et des microbes : *leptotrix,
vibrions, microsporon septicum, glococcos, bacterium,
termo, zoogloea, micrococcus, bâtonnets*, ont été décrites
tour à tour. » On ne discute plus le nombre considérable
des microbes trouvés dans l'endocardite infectieuse, et même
ans ces dernières années ce nombre s'est encore accru ; mais

on cherche à déterminer quelles sont la nature et les propriétés de ces microbes. Nous verrons comment on comprend aujourd'hui l'étude de l'endocardite et les résultats plus précis auxquels on est arrivé par les cultures des microorganismes et les inoculations chez les animaux.

M. Netter, en 1881, étudie les microbes pendant la vie dans le sang des malades ; par des cultures il démontre que ces organismes sont vivants et d'espèces variables suivant la maladie qui accompagne l'endocardite ; il fait des inoculations à des lapins, et, malgré les résultats incomplets auxquels il est arrivé, il conclut que l'endocardite infectieuse n'est qu'une manifestation morbide pouvant apparaître au cours de diverses maladies infectieuses.

M. Grancher a pu cultiver aussi les organismes contenus dans le sang pendant la vie de son malade et retrouver ces mêmes organismes dans les lésions endocardiaques après la mort. C'étaient des microcoques isolés ou réunis par deux, extrêmement petits, mais très réguliers.

En 1885, Wyssokowisch, le premier, a découvert l'existence du staphylococcus pyogenes aureus dans les végétations endocardiaques, et les expériences avec lesquelles il a démontré ses propriétés pathogènes sont restées célèbres. Presque en même temps, ce microbe fut trouvé par Weichselbaum, associé au staphylococcus pyogenes albus et au streptococcus pyogenes ; dans un autre cas, Weichselbaum a trouvé ce dernier seul.

En 1886, M. Netter publie un travail d'ensemble d'une grande importance sur l'endocardite pneumonique. Il trouve le pneumocoque de Fraenkel et Talamon dans les végétations et dans le sang des malades pendant la vie. Avec des inoculations soit du suc pneumonique, de fragments de végétations ou de cultures de pneumocoque, il a pu déterminer une pleuro-pneumonie ou une endocardite pneumococcique, après lésion traumatique des valvules.

M. Jaccoud, dans ses *Cliniques* (1885-86), distingue d'après M. Netter trois espèces de microbes :

1° Un lancéolé, ovoïde, encapsulé, absolument semblable à celui de la pneumonie ;

2° Un microbe en grains sphériques groupés en grappe ou en série linéaire, analogue aux microcoques de la suppuration ;

3° Un elliptique en chapelets, mais plus volumineux, dont il faudrait faire un groupe à part.

Mentionnons les observations de Ziegler, de Hare, de Bonome, de Lancereaux, de Prudden, qui tous constatèrent la présence du staphylococcus pyogenes aureus, tandis que Netter et Martha décrivirent un nouveau microbe allongé trouvé dans un cas d'endocardite survenue à la suite d'une suppuration des voies biliaires. Enfin E. Fraenkel et Saenger, Birch-Hirchfeld, Stern et Hirchler, signalèrent à leur tour la présence du staphycocoque doré, soit seul, soit associé aux autres agents de la suppuration.

M. Vinay, à propos d'un cas d'endocardite verruqueuse, où il a trouvé, après la mort, le staphylococcus pyogenes aureus, a publié, dans le *Lyon médical*, 1888, un travail fort intéressant sur l'étiologie de l'endocardite infectieuse.

Weichselbaum, sur 16 observations d'endocardite, a pu déterminer 12 fois la nature des microbes : c'était trois fois le pneumocoque de Fraenkel et Talamon, six fois le staphylococcus pyogenes, deux fois le diplobacillus brevis endocarditis et une fois le micrococcus conglomeratus.

MM. Gilbert et Lion, dans une communication à la Société de biologie (1888), font connaître un nouveau bacille découvert par ces auteurs chez une malade morte d'endocardite survenue à la suite d'une ulcération de la lèvre supérieure. Les caractères morphologiques et la virulence de ce microbe ont été très bien étudiés par ces auteurs. Depuis, ce bacille a été trouvé, dans trois cas, par M. Girode; il a été signalé aussi une fois par M. Lancereaux.

Qu'il nous soit permis, vu le nombre considérable d'expériences pratiquées avec ce nouveau bacille, et les résultats remarquables obtenus, de donner ses caractères morphologiques tels que nous les trouvons décrits dans la thèse de M. Lion:

« Si l'on examine dans une chambre humide, avec un fort grossissement, une goutte de culture faite dans le bouillon, on aperçoit en suspension, dans ce liquide, un grand nombre de bacilles qui sont agités de mouvements browniens assez étendus, mais qui ne semblent pas doués de mouvements propres.....

» L'emploi des matières colorantes permet d'étudier plus exactement la forme et les caractères extérieurs des éléments. Ceux-ci prennent très facilement toutes les couleurs d'aniline, mais ils se décolorent encore plus facilement par tous les réactifs employés, soit pour décolorer les fonds, soit pour les éclaircir.....

» Les préparations simplement colorées avec des solutions acqueuses et lavées à l'eau montrent que les bacilles présentent, suivant les cas, des caractères morphologiques très différents.

» Dans les premières cultures obtenues sur gélatine, les éléments étaient extrêmement courts, semblaient arrondis et offraient l'aspect de microcoques. Cependant quelques rares formes allongées et un certain nombre de filaments étaient disséminés dans la préparation.

» Lorsque les cultures sont toutes récentes, elles sont toujours composées d'éléments extrêmements courts, mais toujours aussi elles sont remarquables par la présence de quelques filaments.

» Lorsque les cultures sont plus âgées, à côté des formes

jeunes dont nous venons de parler, existent des éléments de grosseur et de longueur variables, bâtonnets, filaments indivis, filaments segmentés, et constitués par un certain nombre de bâtonnets placés bout à bout.

» Dans les milieux liquides (bouillon de bœuf et de veau), il se forme au bout d'un certain temps un voile superficiel constitué par une substance fibrillaire englobant un grand nombre de bâtonnets. Lorsque la culture est très vieille, on ne rencontre plus que de très rares bâtonnets et la préparation apparaît remplie d'une infinité de grains colorés.

» Les cultures sur pomme de terre sont constituées par des éléments minces et assez longs, au milieu desquels se trouvent, semées çà et là, des formes plus épaisses, plus longues, et qui prennent mieux les matières colorantes.

» Lorsqu'on examine les liquides pathologiques provenant du lapin (sérosité pleurale, sang du foie, bile, etc.), on les trouve remplis d'une grande quantité de bâtonnets courts et dodus, qui, dans quelques cas, nous ont paru posséder une capsule très peu marquée. »

M. Lion donne le tableau pathogénique suivant des endocardites :

A. — Endocardites produites par des microbes non encore rencontrés dans d'autres affections.

Ce groupe est moins considérable. On y trouve les endocardites déterminées par :

1° Le bacille de Gilbert et Lion ;
2° Le bacillus endocarditis griseus de Weichselbaum ;
3° Le micrococcus endocarditis rugatus de Weichselbaum ;
4° Le bacillus endocarditis capsulatus de Weichselbaum ;
5° Un bacille immobile fétide de Fraenkel et Saenger ;
6° Un bacille non cultivable de Weichselbaum.

B. — Endocardites produites par le microbe spécifique d'une maladie déterminée.

Ce groupe est constitué par :

1° Les endocardites à microbes pyogènes proprement dits, qui peuvent se développer dans le cours de la pyohémie ou de la septicémie (staphylococcus pyogenes albus et aureus, streptococcus pyogenes), dans le cours de l'érysipèle ou de la fièvre puerpérale (streptococcus pyogenes).

C'est dans cette catégorie que se rangent les endocardites par infection secondaire, telles qu'on peut les rencontrer dans les fièvres éruptives, dans la fièvre typhoïde, etc. ;

2° L'endocardite pneumonique, qui est peut-être la mieux connue et la mieux établie aujourd'hui ;

3° L'endocardite de la fièvre typhoïde (forme à bacille typhique) ;

4° L'endocardite tuberculeuse ;

5° Probablement aussi les endocardites suivantes, dont les recherches bactériologiques n'ont pas encore démontré absolument la nature:

L'endocardite rhumatismale ;

L'endocardite blennorrhagique ;

L'endocardite palustre ;

Les endocardites des fièvres éruptives ;

L'endocardite diphtéritique ;

dans les cas où ces endocardites ne sont pas consécutives à une septicémie ou à une pyohémie secondaire.

Un microbiologiste italien, Vitti, a trouvé encore deux microbes dans l'endocardite : un diplocoque septique et un micrococoque.

Tout récemment encore, MM. Josserand et Roux (1891) ont étudié par l'ensemencement de sang, pendant la vie d'une malade atteinte d'endocardite, un microorganisme qui serait, d'après ces auteurs, sauf quelques particularités, un staphylocoque. Nous verrons les résultats qu'ils ont obtenus de l'inoculation d'une culture de ce microbe.

Il résulte des travaux que nous venons de passer en revue que l'endocardite infectieuse reconnaît pour cause des microorganismes d'espèces variables. On a trouvé ces mi-

croorganismes dans les lésions cardiaques, dans les altéra-
tions viscérales et dans le sang pendant la vie des malades.
D'après M. Lion, il faut distinguer deux groupes d'endocardites : 1° endocardites produites par des microbes non encore
rencontrés dans d'autres affections, et 2° endocardites produites par le microbe d'une maladie déterminée.

On peut donc conclure que *l'endocardite infectieuse n'est
pas une maladie spéciale, qu'elle reconnaît pour cause des
microbes variables semblant lui attribuer des origines
multiples, et que c'est la nature du microbe qui fait la
nature de l'endocardite.*

III

ESSAIS POUR PRODUIRE EXPÉRIMENTALEMENT L'ENDOCARDITE INFECTIEUSE CHEZ LES ANIMAUX.

Winge avait cherché à produire l'endocardite en introduisant sous la peau des lapins des fragments de végétations ;
il n'eut que des résultats négatifs.

Rosenbach, le premier, a pu réaliser expérimentalement
l'endocardite en faisant agir directement une sonde sur les
valvules du cœur. Lorsque l'instrument était propre, il n'ar-
rivait à déterminer qu'une insuffisance simple qui guérissait
bien vite. Mais lorsqu'il opérait avec un instrument chargé de
produits septiques, il obtenait une véritable endocardite avec
développement de colonies bactériennes au niveau de la lésion valvulaire.

Wyssokowisch, dont les expériences sont le plus connues,

déterminait la lésion valvulaire chez les lapins en introduisant par la carotide une sonde aseptique ; par la veine de l'oreille il injectait les cultures microbiennes. Il fait remarquer qu'il ne faut pas rester plus de quarante-huit heures à faire l'injection après la lésion valvulaire, autrement on n'obtiendrait rien. Il démontre aussi qu'une lésion faite avec un instrument propre ne suffit pas à produire la maladie; le résultat positif est obtenu lorsque, la lésion valvulaire une fois faite, on injecte certains microorganismes.

Nous avons vu que Netter, utilisant le pneumocoque, a pu déterminer une endocardite pneumococcique après avoir lésé au préalable les valvules.

D'autres expérimentateurs ont obtenu des endocardites sans lésion traumatique préalable des valvules. Ainsi Ribbert, en se servant d'un mélange de staphylococcus pyogenes aureus et albus, et en ayant soin de laisser dans la culture à injecter des parcelles de pomme de terre, obtient une endocardite sans qu'il soit besoin de mutiler les valvules. Bonome est arrivé au même résultat avec une culture de staphylococcus pyogenes aureus contenant des débris de moelle de sureau.

Il est probable, comme le fait remarquer M. Vinay, que ces parcelles ténues de pomme de terre et de moelle de sureau, qui représentent ici de petites embolies, agissent par leur adhérence aux parois de l'endocarde et favorisent ainsi l'action des microbes.

MM. Perret et Radet ont déterminé directement l'endocardite en se servant de culture pure. L'animal en expérience était le chien. On a objecté à ces auteurs qu'il se peut que les microbes se soient fixés sur des végétations dont le chien serait porteur ; d'autre part, comme le fait remarquer aussi M. Lion, ces auteurs n'ont pas déterminé exactement les caractères des microbes qu'ils ont employés, ainsi leur travail perdrait beaucoup de son importance.

Nous arrivons à présent aux expériences récentes et beaucoup plus démonstratives, celles de MM. Gilbert et Lion. Ces auteurs ont pu réaliser, par l'inoculation de culture pure de leur bacille dans la veine de l'oreille de lapins : 1° des endocardites le mieux caractérisées, sans qu'il ait été nécessaire de léser préalablement les valvules ; 2° l'aortite infectieuse, et 3° la méningite cérébro-spinale. On trouve, dans l'excellente thèse de M. Lion, les détails des expériences ainsi que les recherches importantes auxquelles il s'était livré à ce propos.

MM. Josserand et Roux, en injectant dans la veine d'un lapin 2 c. c. d'un bouillon provenant de la culture de leur nouveau staphylocoque, trouvé dans le sang pendant la vie de leur malade ont constaté ceci : au bout d'un mois l'animal succombe, présentant une endocardite végétante et ulcéreuse localisée aux valvules mitrale et aortique. Vingt-six jours après le contrôle expérimental, la malade meurt et, à l'autopsie, ces auteurs constatèrent une endocardite ulcéreuse siégeant sur les mêmes valvules que le cœur du lapin. La présence des microbes dans le sang des malades atteints d'endocardite, comme nous l'avons vu, a été prouvée par Netter, par Grancher, et la culture du sang de notre malade en fournit encore un exemple. Beaucoup d'auteurs les ont cherchés vainement (Bonome, Vinay, etc.), et cependant on a bien constaté, à l'autopsie, qu'il s'agissait de tel ou tel microbe. Le résultat obtenu par MM. Josserand et Roux est des plus remarquables, parce qu'on n'a pas tenté jusqu'à aujourd'hui, ou, si on l'a fait, ça été sans succès, d'obtenir une endocardite expérimentale avec des microorganismes provenant directement de l'ensemencement de sang pendant la vie des malades. Le fait de ces auteurs est le premier où la maladie a pu être réalisée expérimentalement avec des produits non cadavériques, et, comme ils le font remarquer, ce fait fournit

« non seulement une étude intéressante au bactériologue, mais un élément de diagnostic au clinicien. »

On peut donc conclure de toutes les expériences tentées par les nombreux auteurs que :

1° *L'endocardite infectieuse peut être réalisée expérimentalement avec différentes espèces microbiennes,* obtenues non seulement de l'ensemencement des végétations cardiaques ou de caillots de sang pris après la mort, mais même avec des microorganismes provenant directement de la culture de sang pendant la vie des malades ;

2° *Une lésion valvulaire antérieure paraît des plus favorables à la production de l'endocardite expérimentale,* comme nous le verrons en clinique ; aussi la lésion valvulaire antérieure joue un rôle considérable dans la pathogénie de cette maladie ;

3° *Souvent la lésion valvulaire antérieure n'est pas nécessaire à la production de l'endocardite expérimentale ;* nous verrons de même que cette seconde conclusion se trouve d'accord avec les faits que l'on rencontre en clinique.

IV

VOIES DE PÉNÉTRATION DES MICROBES DANS L'ÉCONOMIE ; CONDITIONS QUI INFLUENCENT LEUR FIXATION ET DÉVELOPPEMENT SUR LES VALVULES DU CŒUR.

Nous venons de voir que l'endocardite est le résultat de la localisation d'un agent pathogène sur le cœur. Depuis les recherches de M. Pasteur, on sait aujourd'hui que l'économie ne crée pas des germes infectieux, et que, si l'on constate leur présence dans le sang, la lymphe, ou tout autre tissu, c'est qu'ils y ont pénétré du dehors.

Cette pénétration des microbes dans l'organisme peut se faire :

1° Par une solution de continuité du tégument externe. On trouve mentionnés : un durillon écorché (Winge), une ulcération de la lèvre (Lion), une plaie d'amputation (Virchow), etc., etc.

2° Par une solution de continuité des muqueuses. C'était par une lésion due à une stomatite gangréneuse (Brissaud), à la suppuration des voies biliaires (Netter et Martha), à la plaie utérine (Jaccoud), à la pneumonie (Netter, Jaccoud), etc., etc.

3° On ne trouve aucune lésion, ni du tégument externe, ni des muqueuses ; l'endocardite a éclaté avec toute l'apparence de la spontanéité. Dans ces cas, l'organisme est accessible aux germes infectieux, d'après M. Lemoine (thèse d'agrégation) :

« 1° Par la porte ectodermique : Les muqueuses buccale, nasale, pharyngienne, trachéo-bronchique, c'est-à-dire par les points où pénètre l'air extérieur. Nous ajouterons que les voies bronchiques conduisent dans les alvéoles pulmonaires. Dans ces alvéoles, et dans de certaines conditions, viendront s'accumuler des parasites qui exerceront secondairement une action pathogène sur la paroi qui les limite, si seulement certaines conditions sont réalisées par le milieu ambiant. Tel est le cas du microcoque encapsulé de Friedlander dans la pneumonie, et telle est la cause de son développement dans l'alvéole, quand il y trouve un milieu favorable à sa pullulation.

» 2° Par la porte que l'on pourrait appeler endodermique : Celle-ci est également ouverte aux parasites introduits avec les aliments, parasites qui pullulent avec les matières stercorales et celles en digestion dans l'intestin, et qui, par le canal cholédoque et le canal de Wirsung, sont portés jusqu'au foie et jusqu'au pancréas.

» 3° Par la porte d'entrée que l'on pourrait appeler cloacale : C'est le vagin confinant à la muqueuse utérine, si souvent réduite, de par sa fonction même, à l'état de plaie bourgeonnante et exposée ; c'est la muqueuse de la vessie, des uretères et· des bassinets ; ce sont les voies rénales elles-mêmes. Là l'épithélium est à l'état de desquamation continuelle, la voie uréthrale peut servir d'entrée aux germes pathogènes du monde extérieur, l'insertion des germes est donc facile, et chacun sait qu'elle est fréquente. »

Mais faut-il regarder la pénétration du dehors comme la seule explication du développement des maladies infectieuses ? On admet avec M. Jaccoud que « l'organisme sain porte constamment en lui des microbes en grand nombre ; ces éléments sont parfaitement innocents, tant que le fonctionnement organique présente son activité normale ; mais que ces microbes peuvent devenir nuisibles par envahissement, lorsque l'organisme détérioré manque de sa vitalité et de sa résistance ordinaire. » M. Bouchard a pu vérifier expérimentalement la réalité de cette interprétation.

Lorsque l'endocardite apparaît comme complication au cours ou à la suite des maladies infectieuses, il est facile de comprendre que, si les conditions sont favorables, les agents pathogènes que charrie le sang dans ces maladies peuvent s'implanter sur les valvules du cœur. Il en serait ainsi pour la pneumonie, pour l'érysipèle, pour la blennorrhagie et pour toutes les maladies infectieuses ; c'est là aussi la source la plus commune des endocardites secondaires.

Il est bien démontré aujourd'hui, par les recherches bactériologiques et par l'expérimentation, que c'est bien les microbes qui sont la cause de l'endocardite. Mais il y a deux causes qui favorisent singulièrement leur action sur l'endocar-

dite, nous voulons parler du *mauvais état général et des lésions valvulaires antérieures*.

Le mauvais état général est invoqué par tous les auteurs
dans le développement des maladies infectieuses et particu-
lièrement de l'endocardite.

Les privations, les fatigues, le surmenage, etc., contribuent
à l'affaiblissement de l'organisme et diminuent ainsi la résistance aux agents pathogènes. MM. Duguet et Hayem regar-
daient le mauvais état général comme la cause unique de
l'endocardite. Pour M. Peter, il constitue la cause fondamen-
tale; il crée de toutes pièces l'autotyphisation, dont l'endocardite infectieuse ne serait qu'une forme, et même, s'il est vrai
qu'il y a invasion de l'organisme par les microbes, la maladie
précède toujours cette invasion; et, si l'on se portait toujours bien, on n'aurait à redouter aucune maladie infectieuse.
A ceci M. Lion fait remarquer que, « même en accordant
aux causes générales le caractère des causes nécessaires, il
faut reconnaître que si un germe spécifique ne venait pas se
greffer sur l'organisme en état de réceptivité, déjà malade, si
l'on veut, il ne se produirait pas de types infectieux caracté-
risés, comme la fièvre typhoïde, la pneumonie par exemple. »

Laissant au mauvais état général de l'organisme la large
part qui lui revient dans le développement de l'endorcadite
infectieuse, on cite de nombreuses observations où la maladie
a éclaté chez des sujets en très bon état de santé.

Les lésions valvulaires antérieures produites par le rhumatisme, par l'athérome ou par toute autre cause qui altère
le poli, valvulaire favorisent, d'après M. Bouchard, par l'obs-
tacle qu'elles opposent à la circulation du sang, le contact pro-
longé et l'arrêt consécutif des microorganismes contenus dans
le sang. Mais on compte plusieurs observations où une lésion
valvulaire n'était pas nécessaire au développement de l'endocardite; c'est là aussi l'opinion de M. Jaccoud. Dans ces con-

ditions, il faut évidemment attribuer une grande virulence aux agents pathogènes capables de se fixer sur un cœur sain ; il en est ainsi du bacille de Gilbert et Lion. La localisation valvulaire se ferait ici d'après la théorie de Klebs, qui est aussi généralement admise : les microbes contenus dans le sang seraient arrêtés au passage par les facettes de la mitrale, qui se juxtaposent au moment de la systole ventriculaire.

Les microbes, une fois arrêtés, commencent à pulluler et à se développer ; c'est alors que la localisation endocardiaque devient le point de départ d'embolies septiques, qui vont infecter l'organisme entier et former des foyers secondaires dans les différents organes.

CHAPITRE II

I

Observation

G... L..., 25 ans, cultivateur, entré à l'Hôpital Suburbain, salle Fouquet, n° 28, service de la Clinique médicale.

Rien du côté des antécédents héréditaires. Comme antécédents personnels, nous relevons un chancre non syphilitique et une rougeole très bénigne dont il a été atteint à vingt-deux ans. Ni rhumatisme, ni alcoolisme. Malgré cela, G... L..., sans être maladif, est de complexion faible, et a été, de ce fait, ajourné deux fois par le conseil de révision. La troisième fois, il a été reconnu propre au service militaire. Il prétend avoir eu, au régiment, une légère uréthrite, qui aurait duré quelques jours et aurait guéri sans traitement.

Le 9 juillet dernier, à la suite d'une nuit passée à boire, notre malade éprouve une fatigue générale extrême ; il est pris de vertiges, de céphalalgie vague, de faiblesse dans les jambes. Ce malaise a persisté, avec des alternatives d'amélioration et d'aggravation, jusqu'au 1er août. Ce jour-là, G... L... se décide à se faire admettre à l'hôpital, service de M. le professeur Grasset, où l'on constate l'existence d'un léger embarras gastrique avec, pendant deux jours, un peu d'élévation de la température (37°5 à 37°8). Les vomissements et la diarrhée cèdent, en quelques jours, à un traitement approprié ; puis le malade est envoyé, pour un léger écoulement uréthral, dans le service des maladies syphilitiques et cutanées, d'où il revient, après deux jours de traitement, à la Clinique médicale.

Le 17 août, M. le professeur agrégé Sarda, chargé du service, frappé par la pâleur terreuse du malade, son aspect typhique, procède à un examen minutieux.

Le malade, qui se plaint toujours d'anorexie et accuse de la diarrhée, est très affaissé. Il répond par monosyllabes et lentement aux questions qui lui sont posées. Il dit avoir des vertiges, de la céphalalgie, de l'insomnie, des vomissements après l'ingestion des aliments les plus légers. Le pouls est petit, dépressible, d'une fréquence normale; la température ne dépasse pas 37°. Cette absence de phénomènes fébriles, constatée les jours précédents, éclaire peu le diagnostic; on cherche du côté des voies digestives la raison de cet état d'adynamie. La langue est couverte d'un léger enduit saburral, sans caractères particuliers; l'estomac n'est pas douloureux à la pression; on ne découvre pas d'empâtement à la région épigastrique; d'ailleurs les mouvements ne sont jamais précédés de douleurs gastriques. Mais la paroi thoracique antérieure est œdématiée dans presque toute son étendue. Cet œdème présente une consistance particulière; il ne garde pas la trace de la pression exercée par le doigt; on dirait de la gélatine sous la peau. On n'en constate pas sur d'autres parties du corps.

La pointe du cœur bat dans le quatrième espace, en dedans du mamelon, à 6 centimètres du bord gauche du sternum. Pas d'augmentation de la matité; pas de liquide dans le péricarde. Le choc de la pointe est normal. Mais à l'auscultation on perçoit un souffle, commençant avec la systole, couvrant le premier bruit et une partie du petit silence, souffle rude, présentant parfois de l'éclat métallique; d'autres fois, presque sifflant, localisé en plein ventricule, à trois travers de doigt en dedans du mamelon, ne se propageant ni dans l'aisselle, ni dans le dos. Au foyer de l'artère pulmonaire existe un dédoublement du second bruit.

L'appareil broncho-pleuro-pulmonaire est sain.

Les urines sont rares, très colorées.

Le malade plie sur ses jambes dans la station debout ; il a des éblouissements dans la station assise. Le réflexe rotulien est presque aboli. Pas d'anomalie de la sensibilité générale ou spéciale.

Avec réserves, M. Sarda pose le diagnostic d'endocardite infectieuse.

Supprimer tout traitement. Bouillon et vin.

18 août. — Même état général et local. Céphalée, vertiges, vomissements, température normale. Examen des urines de vingt-quatre heures : quantité, 360 c.c.; densité, 1025; réaction acide; urée, par litre, 36 gr. 6; chlorures, par litre, 11 gr.; albumine non rétractile, traces.

Traitement : Diète lactée, champagne frappé, 2 grammes de naphtol.

19. — Dédoublemennt du second bruit d'artère pulmonaire moins net; le souffle persiste avec les mêmes caractères et la même localisation ; même état général, apyrexie ; urines rares (350 c. c.) contenant 5 centigrammes d'albumine par litre.

Traitement *ut suprà*, plus une potion avec 1 gr. 20 de caféine; badigeonnage à la teinture d'iode sur la région précordiale ; lavement avec 2 grammes de naphtol.

22. — Œdème thoracique, légèrement diminué , plus de dédoublement, le timbre du souffle systolique est moins musical. Persistance de la céphalalgie et des vomissements. Les urines, toujours rares, présentent les mêmes caractères que le 19.

Même traitement.

24. — Même situation. Urines un peu plus abondantes ,

traces d'albumines. Supprimer la caféine ; eau chloroformée ; ballon d'oxygène.

29. — Même état. Les vomissements sont toujours fréquents ; la céphalalgie est continue. Vésicatoire ammoniacal à la nuque. Par injection à un lapin, on détermine le degré uro-toxique de l'urine : il faut 100 c. c. pour tuer un lapin de 2,135 grammes.

30. — Les vomissements ont cessé, la céphalalgie est moindre ; le souffle se propage légèrement dans la direction de l'épaule gauche. Urine : Quantité, 450 c. c ; densité, 1024 ; réaction acide ; urée, par litre, 23 gr.2 ; par vingt-quatre heures, 13 gr.92 ; chlorures, 4 gr.5 ; albumine, traces ; toxcité : 100 c. c. tuent un lapin de 2,130 grammes ; la même urine décolorée est injectée à un lapin de 1,885 grammes : 140 c. c. sont nécessaires pour le tuer.

31. — Réapparition des vomissements. On ajoute au traitement 4 gr. de naphtol et deux tasses de café. La quantité d'urine est, ce jour-là, de 320 c. c.

1er septembre. — Même état général et local. Continuer champagne frappé, lait, eau chloroformée, naphtol, café ; donner jus de viande.

3. — Plus de céphalée, plus de vomissements.

Urines : Q. = 1700 c. c. ; D. = 1006 ; R. acide ; urée, 11 gr. ; chlorures, 2 gr.4 ; pas d'albumine.

Supprimer eau chloroformée, continuer tout le reste ; jus de viande ; œuf à la coque.

4. — Le mieux persiste. Le souffle est moins intense, encore un peu rude, occupe une très petite surface ; le malade est toujours très pâle, mais se sent mieux ; l'œdème de la paroi thoracique n'a pas disparu, mais il est bien diminué.

8. — L'amélioration générale persiste ; les urines sont abondantes (2300 c. c.). Badigeonnages à la teinture d'iode sur la région précordiale.

Du 8 au 12, la température, qui n'avait pas jusqu'alors dépassé 37°, s'élève le soir de 37°5 à 38°, sans redescendre au-dessous de 37° jusqu'au 19. Ce jour-là le malade se lève, se fatigue un peu, mange plus que les jours précédents. Le soir, la température s'élève à 39°9, sans que rien, dans l'état général, explique cette élévation. Ce n'était là, d'ailleurs, qu'un incident sans gravité. En effet, le lendemain matin, la température est à 36°4, l'état général est satisfaisant. Urines : Q. 2900 c. c.: D. 1008 ; urée, 7 gr. 85 par litre ; chlorures, 9 gr. 2 ; pas d'albumine.

21. — L'amélioration persiste. Le souffle est très limité, encore rude, mais sans éclat métallique. Le dédoublement reparaît de temps en temps, il est mieux perçu lorsque le malade incline son thorax en avant.

22. — On applique sur la région précordiale, au point correspondant au souffle, un cautère volant du diamètre d'une pièce de 50 centimes.

25. — Second ensemencement de sang du malade.

26. — Léger mouvement fébrile (38°9), sans cause appréciable.

1er octobre. — L'état général est très satisfaisant ; les forces sont complètement revenues ; l'appétit est bon ; plus de dédoublement ; le souffle persiste, encore rude.

4. — Malgré les instances de M. le Chef de service, le malade demande son exéat. Depuis nous ignorons ce qu'il est devenu.

En résumé, voici les points principaux de cette histoire : Etat adynamique, aspect typhique, sauf élévation thermique ; au cours de cet état, apparition d'un souffle d'endocardite, nullement explicable par une maladie antérieure ; en même temps, urines rares renfermant de l'albumine non rétractile, et peu toxiques, surtout après décoloration. Les symptômes généraux s'aggravent jusqu'au moment où l'on a recours à un traitement à la fois tonique et antiseptique.

Grâce à ce traitement, l'état général s'améliore progressivement, la diurèse s'établit, tandis que la lésion de l'endocarde persiste.

En même temps, le sang qui, le 15 septembre, renfermait des microbes, n'en renfermait plus le 25 septembre.

Voici, d'ailleurs, le résultat de l'étude bactériologique :

Le 15 septembre. — Avec une aiguille flambée à la lampe nous avons piqué la pulpe de l'index lavée au sublimé ; un fil de platine flambé est trempé dans la goutte de sang qui est sortie et est porté immédiatement dans un tube de gélatine inclinée, où l'ensemencement a été fait par piqûres et par stries. Le tube ainsi ensemencé est mis à l'étuve dans le laboratoire de M. le professeur Kiener. Le lendemain, on pouvait déjà apercevoir, sur la surface de la gélatine, quelques petits points blanchâtres. Trois jours après, nous avions une magnifique culture. Le long des traits d'inoculation on voyait de petites colonies à peine apparentes; à la surface, au niveau des piqûres et sur les stries, nous avions de nombreuses colonies ; ces colonies présentaient de petites taches plus élevées au centre, les unes blanchâtres, d'autres jaunâtres, plusieurs étaient confluentes.

Examen microscopique. — Sans coloration. — Avec un fil de fer flambé, on amène un peu de culture sur une lame de verre que l'on fait dissoudre dans une goutte d'eau distillée, ou encore avec la lamelle. Avec un fort grossissement, on aperçoit un grand nombre des microorganismes agités d'oscillations brèves, rapides et successives, accomplissant ces oscillations sans progresser (mouvements browniens). Déjà sans coloration, on pouvait remarquer que ces parasites étaient des microcoques isolés ou réunis par deux.

Avec coloration. — Une lamelle chargée de microorganismes est laissée pendant trois minutes dans une solution aqueuse diluée de violet de gentiane ; la lamelle est lavée à l'eau distillée, séchée et montée au baume ; la préparation ainsi faite est examinée au microscope, on aperçoit nettement les micrococoques colorés en violet, isolés ou réunis par deux, formant un riche réseau dans le champ du microscope. Ensemencement d'un second tube du premier. Le tube (T'') est mis à l'étuve. Trois jours après, nous l'examinons et nous trouvons que la culture présente les mêmes particularités. Les microorganismes étaient absolument semblables aux micrococoques du premier tube.

Nous avons voulu tenter quelques expériences sur les animaux pour voir quelle serait l'action de ces germes. Un cobaye est inoculé dans le tissu cellulaire de l'abdomen avec 1 c. c. de la culture du T'' ; quelques jours après, inoculation à un lapin. L'ensemencement d'un troisième tube resta stérile.

Le 25 septembre, nouvel ensemencement de sang du malade par le même procédé.

30. — Le cobaye ainsi que le lapin se portent bien ; ils mangent et ne paraissent pas malades. Le second ensemencement de sang resta stérile ; il ne se développa rien.

Nous sommes obligé de conclure qu'il n'y avait plus de microorganismes dans le sang de notre malade.

Jusqu'au 10 novembre, les deux animaux inoculés n'ont rien présenté et ne paraissaient atteints d'aucune maladie.

Voici enfin le tracé sphygmographique pris le 22 août, le tracé thermique et le tableau de l'analyse des urines.

Août 1892 — Septembre

| 27 | 28 | 30 | 31 | 1 | 2 | 3 | 4 | 5 | 6 | 7 | 8 | 9 | 10 | 11 | 12 | 13 | 14 | 15 | 16 | 17 | 18 | 19 | 20 | 21 | 22 | 23 | 24 | 25 | 26 | 27 | 28 | 29 | 30 | 1 | 2 |

40°
39°
38°
37°
36°
35°

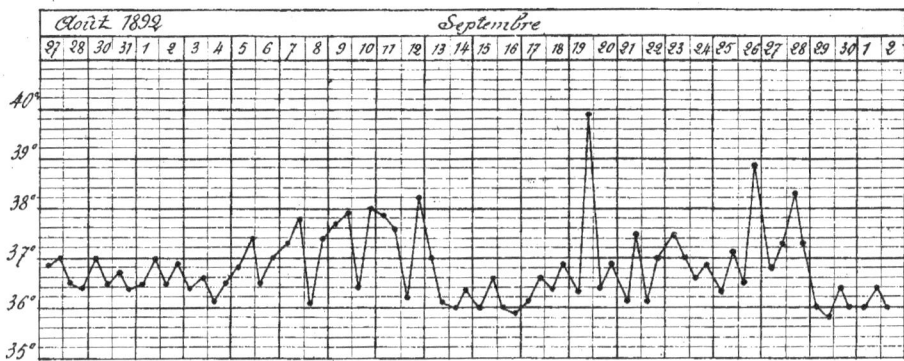

ENDOCARDITE INFECTIEUSE APYRÉTIQUE

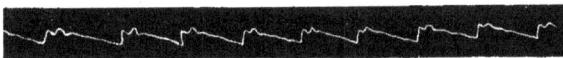

Tracé sphygmographique pris le 22 août (bras droit).

EXAMEN DES URINES

DATES	Quantité	Densité	Réaction	Urée par litre	En 24 heures	Chlorures	Albumine
le 18 août 1892.	360	1025	acide	27.6	9.93	11	traces non dosables
19 —	350	1016	id.	35.2	12.32	7.2	0.05
23 —	650	1016	id.	16.24	10.55	5.5	0.05
24 —	650	1013	id.	5.93	3.87	6	traces
26 —	650	1014	id.	8.66	5.62	7.4	id.
28 —	575	1014	id.	15.4	8.85	5.8	id.
29 —	600	1016	id.	18.7	11.82	3.7	id.
30 —	450	1024	id.	23.2	13.92	4.5	id.
31 —	320	1026	id.	10.6	3.39	5.5	id.
le 1er septembre	575	1012	id.	15.2	9.73	3.4	id.
2 —	550	1015	id.	17.6	9.68	4.7	id.
3 —	1700	1006	id.	11	18.7	2.4	id.
4 —	1500	1007	id.	8.12	12.18	2.4	id.
5 —	1425	1007	id.	6.59	»	3.2	id.
6 —	850	1009	id.	9.34	»	5.6	»
7 —	950	1003	id.	11.5	»	9.4	»
8 —	2300	1006	id.	6.41	»	3.7	»
9 —	1150	1012	id.	9.07	»	7	»
10 —	1550	1010	id.	8.86	»	6.6	»
14 —	1700	1001	id.	7.14	»	5.1	»
15 —	1200	1013	id.	7.85	»	9.9	»
20 —	2900	1008	id.	7.85	»	9.2	»
22 —	2200	1012	id.	9.75	»	9.3	»

II

Nous devons maintenant justifier le diagnostic d'*endocardite infectieuse*. Pour cela, nous avons à notre disposition des arguments et des preuves qui nous paraissent irréfutables.

Faisons d'abord observer que notre malade n'a jamais eu de rhumatisme, qu'il n'est pas de race arthritique, qu'on ne peut incriminer la rougeole légère dont il a été atteint plusieurs années avant l'affection qui l'a conduit à l'hôpital. On ne peut nier l'état typhique présenté par G..., dès le début de sa maladie ; les symptômes gasto-intestinaux, la faiblesse générale, les céphalées, les vertiges, le manque d'entrain, la pâleur de la face, constituent un ensemble qu'aucune lésion viscérale n'explique.

Il ne peut s'agir de cachexie, même palustre : les antécédents et l'amélioration survenue parlent contre cette hypothèse. D'autre part, les urines très rares, peu toxiques, traduisaient, par la présence de l'albumine non rétractile, l'existence d'un état général mauvais, et innocentaient le rein. Nous n'avons jamais trouvé de débris épithéliaux, ni cylindres, ni tubes. Enfin, l'argument le plus péremptoire est celui que nous a fourni l'existence, dans le sang, de microcoques se rapprochant par leur forme de ceux trouvés quelquefois chez des malades du service de M. le professeur Jaccoud. A cela l'on pourrait ajouter que les microcoques n'ont pas été retrouvés, lorsque le malade est revenu à l'état physiologique.

Pour nous donc, l'existence de l'infection ne fait pas de doute. Il est vrai que l'idée de maladie infectieuse entraîne fatalement, d'ordinaire, celle de mouvement fébrile, et que l'absence complète d'élévation thermique semble écarter le diagnostic d'infection. C'est là, certainement, l'objection la plus sérieuse qu'on puisse nous adresser, et que nous tenons à réfuter. En règle générale, tout agent pathogène entraîne la fièvre. Mais cette règle est-elle absolue?

M. le professeur Jaccoud avait déjà dit que l'endocardite infectieuse ne veut pas toujours dire hyperthermie ni fièvre continue : la fièvre peut procéder par poussées de quelques jours de durée, avec des intervalles apyrétiques de plusieurs jours. Dans un cas, M. Jaccoud a observé un tel intervalle de deux mois ; dans un autre, l'apyrexie complète s'est maintenue pendant vingt-quatre jours; au bout de ce temps, l'état général s'améliore et la malade qui fut atteinte a pu être considérée comme guérie. C'est justement le microbe constaté par M. Netter, dans le sang de ses deux malades, qui s'approche le plus par sa forme du microcoque trouvé dans le sang de notre malade. D'autre part, Stern et Hirschler ont publié une observation où la fièvre a manqué complètement pendant six semaines et le malade a pu être considéré comme guéri. Weichselbaum rapporte un cas où un malade, pendant les seize jours qu'il fut observé, n'a pas présenté de fièvre, et cependant il s'agissait d'une endocardite infectieuse produite par les pneumocoques dont la présence a été démontrée expérimentalement.

Pour ne parler que des endocardites, est-ce que l'endocardite blennorrhagique n'est pas le plus souvent insidieuse? Se révèle-t-elle toujours par des frissons, de l'élévation thermique? Et l'endocardite ourlienne n'est-elle pas souvent apyrétique? Cependant, en l'état actuel de la science, il n'est pas permis de nier le caractère infectieux de l'une et de l'autre. Il y a plus : le bacille de la tuberculose provoque-t-il toujours la fièvre ? N'a-t-on pas cité des observations d'anciennes endocardites apyrétiques ne donnant naissance aux phénomènes fébriles qu'au moment où, sous une influence passagère, survenaient des lésions viscérales multiples ? Nous pensons donc que des microbes peuvent localiser leur action sur l'endocarde, sans que la température devienne fébrile. Tout cela est affaire de qualité du microbe, de réaction de l'organisme, d'intégrité des viscères.

Notons enfin que les urines sont devenues normales et privées d'albumine lorsque l'état typhoïde a pris fin, lorsque les micrococoques n'ont plus été retrouvés dans le sang.

Nous croyons donc justifié le diagnostic de l'état infectieux. Celui de l'endocardite est facile à défendre.

Bien que de complexion délicate, notre malade a fait, sans grand dommage, une année de service militaire.

Il est donc certain qu'il n'avait pas, à vingt-deux ans, de lésion cardiaque. Ce n'est qu'après l'apparition d'un état général mauvais, survenu lui-même à la suite d'excès et de fatigues, qu'est apparu le signe révélateur de son endocardite. Rentré à l'hôpital le 1er août, G... n'est nullement considéré comme cardiaque. L'auscultation de son cœur ne donne rien d'anormal. Mais dix-sept jours après survient le signe décisif : un souffle rude, à timbre musical, localisé en plein ventricule, ne se propageant pas, et systolique. Ce souffle n'était pas produit, probablement, par une insuffisance mitrale ; sa localisation réduite et l'absence de propagation en sont la preuve. L'idée d'un rétrécissement ne pouvait pas se présenter à l'esprit. Restait, pour l'interprétation, l'hypothèse d'une plaque d'endocardite en un point du ventricule gauche, au-dessous de la mitrale, ou même sur une des valves de la mitrale. C'est le diagnostic qui fut alors posé. Et ce peut être à cette localisation de l'endocardite que le malade doit d'avoir échappé aux dangers des embolies et des infarctus.

Voilà donc démontrés, croyons-nous, les deux termes du problème. Mais l'évolution des phénomènes vient encore à l'appui de notre argumentation. Au début, les urines sont rares, peu toxiques, albumineuses ; les globules rouges du sang sont diminués de nombre ; ce sang contient des microcoques. A la fin, lorsque l'état général s'améliore, les urines deviennent brusquement abondantes, plus toxiques ; le sang n'a plus de microorganismes. En même temps, l'œdème du thorax disparaissait.

Nous pouvons enfin, à l'appui de notre affirmation, faire intervenir les résultats de l'intervention thérapeutique. L'antisepsie générale, les toniques et les diurétiques ont amené rapidement une amélioration marquée, alors que les vomissements incessants, la faiblesse extrême du malade, le pouls misérable, faisaient craindre une issue fatale imminente. Et, s'il est vrai de dire que la guérison démontre la nature du mal, ces résultats sont une preuve de plus de la nature infectieuse de l'affection que l'on avait à guérir.

Reste à rechercher de quelle manière s'est faite l'infection. Nous avons maintenant essayé de trouver la porte d'entrée des microcoques. Le malade ne présentait ni plaie extérieure ni érosion, ni aucune solution de continuité à la faveur de laquelle les microorganismes auraient pu s'introduire. Un moment, on aurait pu songer à la blennorrhagie, car cette étiologie s'accordait assez avec la marche insidieuse de l'endocardite. Mais cette hypothèse a été forcément abandonnée devant la preuve de la nature non blennorrhagique de l'écoulement uréthral, l'absence de gonocoques dans le liquïde de cet écoulement, l'existence, dans le sang, de microbes d'autre nature. D'autre part, le malade était bien portant avant l'apparition de l'affection dont nous venons de relater l'histoire. Nous ne pouvons pas, en conséquence, faire intervenir l'action d'un microbe pathogène venu du dehors ou transporté vers le centre circulatoire à la faveur d'une infection connue. Cette absence de maladie antérieure ne laisse pas que d'inspirer des doutes sur la pathogénie de l'endocartite.

Cependant, ainsi que nous l'avons vu dans la première partie de ce travail, il existe, dans la science, d'autres cas où la porte d'entrée n'était pas apparente, où la pénétration de l'agent infectieux ne s'est pas produite, selon l'expression de Jaccoud, par *effraction*. Nous admettons parfaitement que *l'organisme sain porte constamment en lui des microbes*, qui, lorsque survient une cause de détérioration, d'inoffensifs qu'ils étaient, deviennent nuisibles. La multiplicité des micro-organismes que l'on rencontre dans l'endocardite infectieuse plaide en faveur de cette opinion. Nous pensons donc que notre malade a fait de l'endocardite infectieuse parce que, débilité par les excès et les fatigues, son organisme est devenu impuissant à lutter contre les microbes jusque-là inoffensifs ; qu'il a été, comme le dit Jaccoud, victime de *l'infection intrinsèque*.

Quant aux microbes trouvés dans le sang de notre malade, et que nous avons pu cultiver, ils ne ressemblent à aucune des variétés de microbes spécifiques connus. Ce sont des micrococoques un peu analogues à ceux signalés par Grancher en 1884 ; par Netter, dans les observations de Jaccoud ; par Roux (observation rapportée dans la thèse de Paliard). Et, chose importante, ces microcoques n'ont pas survécu à l'amélioration de l'état général, ou, pour parler plus exactement, ils n'ont cessé d'habiter le liquide sanguin que lorsque l'organisme, revenu aux conditions physiologiques, les a réduits à l'impuissance.

Nous ne faisons d'ailleurs aucune difficulté d'avouer que quelque chose manque pour parfaire la démonstration. Dans les faits de ce genre, en effet, l'expérimentation démontre l'exactitude du diagnostic, et, malgré la contradiction apparente entre l'existence de l'infection et l'apyrexie constante, la provocation chez des animaux d'une endocardite infectieuse par l'inoculation de cultures fournies par le sang de

notre malade ferait cesser tous les doutes. Cette preuve irré-
cusable, nous ne pouvons pas, à notre grand regret, la four-
nir. L'inoculation des cultures dans le tissu cellulaire est
démontrée inoffensive. Toutefois, nous ne pensons pas que
cet échec suffise pour faire écarter l'idée d'endocardite infectieuse. Nous savons, en effet, que les inoculations de ce
genre ne donnent pas de résultats positifs, que la plupart
des expérimentateurs n'ont réussi qu'en injectant des cultures dans le cœur, après avoir, au préalable, blessé les valvules aortiques, que seuls, Gilbert et Lion, Josserand et
Roux ont reproduit l'infection sans traumatisme valvulaire.
Cette expérience, nous aurions désiré la faire. Elle nous avait,
d'ailleurs, été vivement conseillée. Mais, au moment où nous
aurions pu la tenter, les cultures avaient vieilli, le développement des germes s'était arrêté et le sang du malade ne con-
tenait plus de microcoques. Quant à l'innocuité parfaite de
l'inoculation pratiquée, ne peut-elle pas s'expliquer par les
deux raisons suivantes : les animaux en expérience étaient
très bien portants au moment de l'inoculation, et ne peut-il
pas se faire qu'un microbe pathogène pour l'homme malade
soit inoffensif pour l'animal sain ?

C'est par là que nous terminerons cette discussion.

CONCLUSIONS

1° A côté des variétés connues d'endocardite infectieuse, il faut donner place à une nouvelle, caractérisée cliniquement par un état général adynamique et par des signes physiques, sans élévation de la température.

2° Tous les microcoques aérobies peuvent probablement produire l'endocardite infectieuse.

3° Il existe une variété d'endocardite infectieuse, dans laquelle l'agent pathogène ne vient pas de l'extérieur.

4° Dans ces cas, il s'agit de microbes indifférents à l'état normal, qui, dans certaines conditions de débilité organique, peuvent devenir pathogènes.

5° Toutes les fois qu'avec un état général typhique, on ne trouvera pas dans l'élévation thermique la cause de cet état général, il faudra la rechercher au cœur.

6° L'antisepsie générale et les toniques sont la base du traitement de cette variété d'endocardite.

BIBLIOGRAPHIE

AUBERT. — De l'endocardite végétante ulcéreuse dans les infections biliaires. Th. de Paris, 1891.

BARIÉ (E.). — Dict. encycl. des sciences méd., art. Endocardite.

BONOME. — Contribution à l'étude du Staphylocoque pyogène. Arch. ital. de Biologie, 1887, p. 10.

BOUCHARD. — Les microbes pathogènes, 1892.

BOUILLAUD. — Traité des maladies du cœur, t. II, 2ᵉ éd., 1841.

BRISSAUD. — Stomatite et endocardite infectieuse. Progrès médical, 1885, p. 308.

CAUBET. — Des affections ulcéreuses du cœur. Th. de Paris, 1872.

CORNIL et BABÈS. — Les bactéries, 3ᵉ édition, 1890.

CHARCOT et VULPIAN. — Gazette méd. de Paris, 1862, p. 386-428.

DESPLATS. — De la nature de l'endocardite ulcéreuse, Th. de Paris, 1870.

DUGUET et HAYEM. — Gazette méd. de Paris, 1865, p. 637-640.

EWALD. — Endocardite ulcéreuse à marche insidieuse, donnant lieu à un anévrysme perforant de la valvule aortique et de la valvule mitrale chez un homme de vingt-neuf ans. Berl. Klin. Wochen., p. 76, 1892. 25 janvier.

GILBERT et LION. — Sur un microbe trouvé dans un cas d'endocardite infectieuse. Société de Biologie, 1888, p. 325-320 ; ib. 1889, p. 21-24.

GIRODE. — Société de Biologie, 1889, p. 623.

GRANCHER. — Le micrococque de l'endocardite infectieuse. Société méd. des hôpitaux, 1884, p. 212-222.

HANOT. — Etiologie et pathogénie de l'endocardite. Arch. générales de méd., 1890, p. 457.

HARDY et BÉHIER. — Traité élémentaire de path. interne, 1864, 2ᵉ éd. t. II, p. 916-919.

HAUSALTER. — Endocardite à pneumocoques. Revue de médecine, 1886, p. 327-333.

JACCOUD. — Pathologie interne, t. II ; art. Endocardite, in Dict. Jac-
    coud ; leçons de clinique médicale, 1883-84 ; 1885-86 ; En-
    docardite infectieuse. Semaine méd., 1886, p. 70.

JOSSERAND et ROUX. — Note sur un cas d'endocardite expérimentale,
    Lyon médical, 1891, p. 22 et 96 ; Archives de méd. expérim.
    1892, n° 4, p, 469.

KELSCH. — Note pour servir à l'histoire de l'endocardite infectieuse.
    Progrès méd., 1873, p. 317 et 331.

LAFON. — Endocardite ulcéreuse. Th. de Montpellier, 1889.

LANCÉREAUX. — Gazette médicale de Paris, 1862, p. 644 et 659.

LÉTULLE. — Examen d'un cœur atteint d'endocardite ulcéreuse. Bul.
    de la Soc. anat., 1886, p. 383 ; Progrès médical, 1886,
    p. 836.

LEMOINE. — Antisepsie médicale. Th. d'agrég., 1886.

LION. — Essai sur la nature des endocardites infectieuses. Th. de
    Paris, 1890.

MARTY. — De l'endocard. blennorrhagique. Arch. génér. de méd.,
    1876, p. 60.

MARTINEAU. — Des endocardites. Th. d'agrég., 1886.

MEUGY. — Endocardite aigue simple. Th. de Paris, 1889.

MOREL. — Des complications card. de la blennorrhagie. Th. de Paris,
    1878.

NETTER. — De l'endocardite végétante d'origine pneumonique. Arch.
    de physiologie, 1886, p. 106-162.

NETTER et MARTHA. — De l'endocardite végétante ulcéreuse dans les
    affections des voies biliaires. Archives de physiologie, 1886,
    page 7.

PALIARD (F.) — Etiologie des endocardites. Th. de Lyon, 1889.

PERRET et RODET. — Société méd. de Lyon, 1885.

PETER. — Leçons de clinique médicale, t. I. Traité des maladies du
    cœur, 1883.

RODET. — Clinique méd. de l'Hôtel-Dieu de Lyon, 1885.

ROSENBACK. — Arch. fur exp.pathol., 1881.

SARDA. — Sur quelques complications rares des oreillons, détermina-
    tions articulaires; péricardite, pneumonie. Montpellier, 1888.

SÉE (G.). — De la nature de l'endocardite. Bul. méd. 5 déc. 1888 ;
    symptômes et diagnostic de l'endocardite, Union méd. 25 déc.
    1888; Traité des maladies du cœur, 1890.

Siredey. — De l'endocardite infectieuse. Gazette des hôpitaux, 1889, p. 149.

Senhouse-Kirkes. — Des effets principaux qui résultent du détachement des concrétions fibrineuses développées dans le cœur et de leur mélange avec le sang. Arch. de méd., 1853, t. II.

Tixier. — Considérations sur les accidents à forme rhumat. de la blennorrhagie. Th. de Paris, 1866.

Vinay. — Recherches sur l'étiologie de l'endocardite infectieuse. Lyon méd., 1888. p. 471-490.

Vœlkir. — De l'arthrite blennorrhagique. Th. de Paris, 1868.

Weichselbaum. — Vien. mediz. Wochensch, n° 41, 1885, p. 1240 ; ib. 1888, n° 36, p. 1208.

Wurtz. — Technique bactériologique.

Wissokowitsch. — Centralbl. f. med. Wichensck. n° 33, 1885.

Vitti. — L'endocardite d'après les doctrines actuelles microparasitaire, études critiques et expérimentales. Atti dela accad. dei Fisdocritici, Siena, série iv, vol. II, 1890 ; analyse in Revue des sciences médicales, 1890.

Polus. — Ueber septische Allgemeinerkrankungen nach chronicher endocarditis. Deutsche med. Wochenschr., 1891, n° 17, n. 18.

Stern et Hirschler. — Étiologie et symptomatologie de l'endocardite ulcéreuse. Orvosi Hetilap., 1888, n° 27.

SERMENT

En présence des Maîtres de cette École, de mes chers condisciples et devant l'effigie d'Hippocrate, je promets et je jure, au nom de l'Être suprême, d'être fidèle aux lois de l'honneur et de la probité dans l'exercice de la médecine. Je donnerai mes soins gratuits à l'indigent, et n'exigerai jamais un salaire au-dessus de mon travail. Admis dans l'intérieur des maisons, mes yeux n'y verront pas ce qui s'y passe, ma langue taira les secrets qui me seront confiés, et mon état ne servira pas à corrompre les mœurs ni à favoriser le crime. Respectueux et reconnaissant envers mes Maîtres, je rendrai à leurs enfants l'instruction que j'ai reçue de leurs pères.

Que les hommes m'accordent leur estime, si je suis fidèle à mes promesses ! Que je sois couvert d'opprobre et méprisé de mes confrères, si j'y manque !

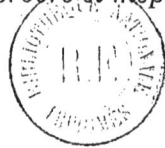
